Cómo interrumpir el embarazo de forma segura y completa usando pastillas de misoprostol y mifepristona

por:

Dr. Roger Rivera

Table of Contents

Introducción: Entendiendo el aborto con medicamentos

Visión general de Medical Abortion

El aborto con medicamentos es un método para interrumpir un embarazo usando medicamentos en lugar de cirugía. Implica tomar una combinación de dos medicamentos, mifepristona y misoprostol, que trabajan juntos para inducir un aborto. La mifepristona es un medicamento que bloquea la hormona progesterona, que es necesaria para que el embarazo continúe. El misoprostol es un medicamento de prostaglandinas que hace que el útero se contraiga y expulse el contenido. Cuando se usan juntos, estos medicamentos son altamente efectivos para terminar embarazos tempranos (hasta 10 semanas de gestación). El aborto con medicamentos generalmente se considera seguro y se puede hacer en casa o en una clínica bajo la supervisión de un proveedor de atención médica. Sin embargo, es esencial tener en cuenta que el aborto con medicamentos no se recomienda para todas las personas y puede no ser apropiado en ciertas situaciones. Es crucial consultar con un proveedor de atención médica para determinar si el aborto con medicamentos es una opción adecuada.

Los beneficios del aborto con medicamentos incluyen que no es invasivo y no requiere anestesia ni cirugía. Se puede realizar temprano en el embarazo, generalmente dentro de las primeras 10 semanas, lo que puede reducir el trauma físico y emocional asociado con los abortos tardíos. El aborto con medicamentos también puede ser una opción preferible para las personas que prefieren un método más privado y discreto para interrumpir un embarazo.

Sin embargo, el aborto con medicamentos también tiene algunos riesgos y efectos secundarios potenciales, como náuseas, vómitos, diarrea, calambres abdominales y sangrado abundante. En casos raros, puede conducir a complicaciones graves como infección, hemorragia y aborto incompleto. Es crucial buscar atención médica de inmediato si surgen síntomas o complicaciones preocupantes.

El aborto con medicamentos no es legal ni accesible en todos los países o regiones, y el acceso a servicios de aborto con medicamentos seguros y asequibles puede ser limitado para algunas personas. Es esencial estar al tanto de las consideraciones legales y éticas que rodean el aborto con medicamentos y buscar proveedores acreditados y confiables que puedan brindar atención segura y de apoyo.

Beneficios y riesgos

Los beneficios del aborto con medicamentos incluyen:

1. No invasivo: El aborto con medicamentos es un procedimiento no invasivo que no requiere cirugía ni anestesia.

2. Terminación temprana: El aborto con medicamentos se puede realizar dentro de las primeras 10 semanas de embarazo, reduciendo el trauma físico y emocional asociado con los abortos tardíos.

3. Más privado y discreto: Algunas personas prefieren el aborto con medicamentos porque se puede hacer en casa o en un entorno privado, sin necesidad de hospitalización o cirugía.

4. Menor riesgo de complicaciones: El aborto con medicamentos tiene un menor riesgo de complicaciones que el aborto quirúrgico, particularmente para los embarazos en etapa temprana.

Los riesgos del aborto con medicamentos incluyen:

1. Efectos secundarios: Los efectos secundarios comunes del aborto con medicamentos incluyen náuseas, vómitos, diarrea, calambres abdominales y sangrado abundante.

2. **Aborto incompleto:** En algunos casos, el aborto con medicamentos puede no ser completamente efectivo, y puede ser necesario un procedimiento de seguimiento para garantizar que se interrumpa el embarazo.

3. **Complicaciones:** Aunque es raro, el aborto con medicamentos puede provocar complicaciones graves como infección, hemorragia o daño al útero u otros órganos.

4. **Impacto emocional y psicológico:** Al igual que todos los tipos de aborto, el aborto con medicamentos puede tener efectos emocionales y psicológicos en las personas que se someten al procedimiento.

Es crucial consultar con un proveedor de atención médica para determinar si el aborto con medicamentos es una opción adecuada, y seguir de cerca todas las instrucciones y orientación durante todo el proceso para minimizar los riesgos y garantizar un resultado seguro y exitoso.

Además, es esencial conocer los riesgos y beneficios potenciales del aborto con medicamentos al tomar una decisión sobre si proceder con el procedimiento. Las personas que consideran el aborto con medicamentos deben estar completamente informadas sobre los posibles efectos secundarios y complicaciones y comprender la importancia de buscar atención médica si surgen síntomas o complicaciones preocupantes.

También es crucial buscar proveedores acreditados y confiables que puedan brindar atención segura y de apoyo. En algunas regiones o países, el acceso a los servicios de aborto con medicamentos puede ser limitado, lo que dificulta que las personas obtengan atención segura y legal. Es esencial estar al tanto de las consideraciones legales y éticas que rodean el aborto con medicamentos y buscar fuentes confiables y accesibles de información y apoyo.

En última instancia, la decisión de someterse a un aborto con medicamentos es personal y debe tomarse en consulta con un proveedor de atención médica y con plena consideración de los riesgos y beneficios potenciales. Con la orientación y el apoyo médico adecuados, el aborto con medicamentos puede ser una opción segura y eficaz para interrumpir un embarazo.

Elegibilidad Criteria

El aborto con medicamentos puede no ser adecuado para todos, y los proveedores de atención médica generalmente evaluarán a las personas para determinar su elegibilidad para el procedimiento. Algunos factores que pueden influir en la elegibilidad incluyen:

1. Edad gestacional: El aborto con medicamentos generalmente solo se recomienda para embarazos en etapa temprana, hasta 10 semanas de gestación. Más allá de este punto, el riesgo de complicaciones aumenta.

2. Historial médico: Las personas con ciertas afecciones médicas, como trastornos hemorrágicos, enfermedad hepática o renal, o presión arterial alta no controlada, pueden no ser candidatos adecuados para el aborto con medicamentos.

3. Medicamentos: Algunos medicamentos, como los anticoagulantes o ciertos esteroides, pueden interactuar con los medicamentos utilizados en el aborto con medicamentos y hacer que el procedimiento no sea seguro.

4. Alergias: Las personas que son alérgicas a la mifepristona, misoprostol u otros medicamentos pueden no ser candidatos adecuados para el aborto con medicamentos.

5. Embarazo ectópico: El aborto con medicamentos no es apropiado para personas con un embarazo ectópico, donde el óvulo fertilizado se implanta fuera del útero.

6. Incapacidad para seguir instrucciones: El aborto con medicamentos requiere una adherencia cuidadosa a las instrucciones y la atención de seguimiento. Las personas que no pueden o no quieren cumplir con estos requisitos pueden no ser candidatos adecuados para el procedimiento.

Además, los proveedores de atención médica generalmente evaluarán la salud y el bienestar general de un individuo para determinar si están preparados física y emocionalmente para el procedimiento. Esto puede incluir una revisión de la historia clínica, un examen físico y asesoramiento para analizar los posibles riesgos y beneficios del procedimiento.

También es importante tener en cuenta que el aborto con medicamentos no es una opción recomendada para las personas que buscan interrumpir un embarazo más allá de las 10 semanas de gestación o que tienen una afección preexistente que puede hacer que el procedimiento no sea seguro. En estos casos, otras opciones, como el aborto quirúrgico, pueden ser más apropiadas.

Medicamentos utilizados en el aborto con medicamentos

Misoprostol y Mifepristona: Qué son y cómo funcionan

El misoprostol y la mifepristona son medicamentos que se usan juntos para inducir un aborto médico.

La mifepristona es el primer medicamento que se toma, generalmente en presencia de un proveedor de atención médica. Es un esteroide sintético que funciona bloqueando la hormona progesterona, que es necesaria para mantener el embarazo. Al bloquear la progesterona, la mifepristona hace que el revestimiento del útero se adelgace y se desprenda de la pared del útero, lo que puede hacer que el embarazo termine.

El misoprostol se toma 24-48 horas después de la mifepristona y generalmente se toma en casa. Es una prostaglandina sintética que hace que el útero se contraiga y expulse el contenido, incluido el tejido del embarazo. El misoprostol generalmente se toma por vía oral o se coloca por vía vaginal, y su efectividad aumenta cuando se toma con alimentos o agua.

Juntos, estos medicamentos son altamente efectivos para terminar embarazos tempranos, hasta 10 semanas de gestación. El misoprostol a menudo se usa solo en algunos países donde la mifepristona no está disponible, pero la tasa de éxito es menor.

Es importante seguir cuidadosamente las instrucciones de dosificación y administración proporcionadas por un proveedor de atención médica, ya que tomar los medicamentos incorrectamente puede aumentar el riesgo de complicaciones o aborto incompleto. Además, es esencial buscar atención médica si surgen síntomas o complicaciones preocupantes durante el proceso.

Es importante tener en cuenta que la efectividad de los medicamentos puede variar dependiendo de varios factores, incluida la edad gestacional del embarazo, la dosis y el momento de los medicamentos, y factores individuales como el peso corporal y el metabolismo. Por lo tanto, es crucial seguir de cerca la orientación y las instrucciones de un proveedor de atención médica y asistir a cualquier cita de seguimiento para garantizar que el procedimiento sea exitoso y que cualquier complicación potencial se identifique y aborde con prontitud.

El misoprostol y la mifepristona generalmente son seguros y efectivos cuando se usan adecuadamente, pero pueden causar efectos secundarios como náuseas, vómitos, diarrea, calambres abdominales y sangrado abundante. Es esencial estar al tanto de estos posibles efectos secundarios y buscar atención médica si surgen síntomas o complicaciones. Además, es importante tener en cuenta que el aborto con medicamentos puede no ser adecuado para todas las personas y solo debe realizarse después de consultar con un proveedor de atención médica.

Finalmente, es esencial buscar proveedores acreditados y confiables al obtener misoprostol y mifepristona para garantizar que los medicamentos sean seguros y efectivos. Obtener estos medicamentos de fuentes no confiables o ilegales puede aumentar el riesgo de complicaciones y puede ser inseguro o ilegal en algunos países o regiones.

Dosis y Administración

Las dosis y las instrucciones de administración para el misoprostol y la mifepristona pueden variar dependiendo de varios factores, incluso la historia clínica del individuo, la edad gestacional y otros factores que pueden afectar la seguridad y eficacia del procedimiento. Por lo tanto, es esencial seguir de cerca la orientación y las instrucciones de un proveedor de atención médica y asistir a cualquier cita de seguimiento para garantizar que el procedimiento sea exitoso y que cualquier complicación potencial se identifique y aborde con prontitud.

Aquí hay información general sobre las dosis y la administración de misoprostol y mifepristona:

Mifepristona:

La dosis típica de mifepristona es de 200 mg por vía oral. Por lo general, se toma en presencia de un proveedor de atención médica.

Misoprostol:

La dosis típica de misoprostol es de 800 mcg por vía oral o vaginal, 24-48 horas después de tomar mifepristona. El medicamento generalmente se toma en casa, y su efectividad aumenta cuando se toma con alimentos o agua. Las personas pueden experimentar calambres, sangrado, y pasar tejido después de tomar misoprostol, que es una señal de que el procedimiento está progresando. Es importante seguir la guía y las instrucciones de un proveedor de atención médica con respecto a cualquier manejo del dolor u otros medicamentos que puedan ser necesarios.

Es esencial buscar atención médica si surgen síntomas o complicaciones preocupantes durante el procedimiento, como sangrado abundante, fiebre, dolor intenso o signos de infección. Los proveedores de atención médica pueden proporcionar orientación y apoyo durante todo el procedimiento y pueden ayudar a garantizar que se realice de manera segura y efectiva.

Posibles efectos secundarios

Al igual que cualquier medicamento o procedimiento médico, el misoprostol y la mifepristona pueden causar efectos secundarios. Algunos efectos secundarios potenciales del aborto con medicamentos incluyen:

1. Náuseas y vómitos: Muchas personas experimentan náuseas y vómitos después de tomar misoprostol y mifepristona.
2. Calambres abdominales: El misoprostol puede causar contracciones uterinas, lo que puede provocar calambres abdominales.
3. Diarrea: Algunas personas pueden experimentar diarrea después de tomar misoprostol y mifepristona.
4. Sangrado abundante: El aborto con medicamentos puede causar sangrado abundante, similar a un período abundante. En algunos casos, el sangrado puede durar varias semanas.
5. Aborto incompleto: En casos raros, el aborto con medicamentos puede no ser completamente efectivo, lo que resulta en un aborto incompleto. Esto puede requerir

un procedimiento de seguimiento para garantizar que se interrumpa el embarazo.

6. Infección: El aborto con medicamentos puede aumentar el riesgo de infección, especialmente si el procedimiento no se realiza bajo la supervisión médica adecuada.

7. Efectos emocionales y psicológicos: Al igual que todos los tipos de aborto, el aborto con medicamentos puede tener efectos emocionales y psicológicos en las personas que se someten al procedimiento.

Es importante ser consciente de estos posibles efectos secundarios y buscar atención médica si surgen síntomas o complicaciones preocupantes. Los proveedores de atención médica pueden proporcionar orientación y apoyo durante todo el procedimiento y pueden ayudar a garantizar que cualquier complicación potencial se identifique y aborde con prontitud.

Además, es importante tener en cuenta que la gravedad y la frecuencia de los efectos secundarios pueden variar de persona a persona, y no todos experimentarán todos estos efectos secundarios. Algunas personas pueden no experimentar ningún efecto secundario en absoluto, mientras que otras pueden experimentar síntomas más graves o prolongados.

Es crucial seguir cuidadosamente las instrucciones de dosificación y administración proporcionadas por un proveedor de atención médica, ya que tomar los medicamentos incorrectamente puede aumentar el riesgo de complicaciones o aborto incompleto. Además, es esencial buscar atención médica si surgen síntomas o complicaciones preocupantes durante el proceso.

Preparación para el aborto con medicamentos

Consulta con el proveedor de atención médica

La consulta con un proveedor de atención médica es un paso esencial en el proceso de aborto con medicamentos. Los proveedores de atención médica pueden proporcionar información, orientación y apoyo a las personas que están considerando el aborto con medicamentos, y pueden ayudar a garantizar que el procedimiento se realice de manera segura y efectiva.

Durante una consulta, un proveedor de atención médica generalmente evaluará la elegibilidad de la persona para el aborto con medicamentos revisando su historial médico, realizando un examen físico y evaluando cualquier riesgo o complicación potencial. También proporcionarán información sobre el procedimiento, incluidas las dosis y las instrucciones de administración, los posibles efectos secundarios y complicaciones, y la atención de seguimiento.

Es importante ser honesto con el proveedor de atención médica sobre cualquier afección médica, medicamento o alergia que pueda afectar la elegibilidad para el aborto con medicamentos o la seguridad del procedimiento. Además, las personas deben sentirse cómodas haciendo preguntas y discutiendo cualquier inquietud o temor que puedan tener sobre el procedimiento.

Después de la consulta, el proveedor de atención médica generalmente proporcionará una receta para misoprostol y mifepristona y le dará instrucciones para tomar los medicamentos. También pueden proporcionar orientación sobre el manejo del dolor, el monitoreo de posibles complicaciones y cuándo buscar atención médica.

Es esencial seguir de cerca la orientación y las instrucciones de un proveedor de atención médica y asistir a cualquier cita de seguimiento para garantizar que el procedimiento sea exitoso y que cualquier complicación potencial se identifique y aborde con prontitud. Con la orientación y el apoyo médico adecuados, el aborto con medicamentos puede ser una opción segura y eficaz para interrumpir un embarazo.

Proceso de consentimiento

El proceso de consentimiento es un aspecto crucial del aborto con medicamentos, y los proveedores de atención médica deben obtener el consentimiento informado de las personas que están considerando el procedimiento. El consentimiento informado significa que el individuo ha recibido información sobre el procedimiento, incluidos sus riesgos, beneficios y alternativas, y ha aceptado libre y voluntariamente someterse al procedimiento.

El proceso de consentimiento generalmente implica los siguientes pasos:

1. Proporcionar información: Los proveedores de atención médica proporcionarán información sobre el procedimiento, incluido su propósito, los medicamentos utilizados, los riesgos y beneficios potenciales, y qué esperar durante y después del procedimiento.
2. Responder preguntas: Las personas tendrán la oportunidad de hacer preguntas y discutir cualquier inquietud o temor que puedan tener sobre el procedimiento.
3. Evaluación de la comprensión: Los proveedores de atención médica se asegurarán de que la persona entienda la información proporcionada y tome una decisión informada sobre el procedimiento.
4. Obtención del consentimiento: Si la persona decide proceder con el procedimiento, se le pedirá que dé su consentimiento, generalmente por escrito.

El proceso de consentimiento es un aspecto esencial del aborto con medicamentos, ya que garantiza que las personas estén completamente informadas sobre el procedimiento y tengan la oportunidad de tomar una decisión que sea adecuada para ellas. Es importante ser honesto con el proveedor de atención médica sobre cualquier afección médica, medicamento o alergia que pueda afectar la elegibilidad para el aborto con medicamentos o la seguridad del procedimiento.

Además, las personas deben sentirse cómodas haciendo preguntas y discutiendo cualquier inquietud o temor que puedan tener sobre el procedimiento. Con la información y orientación adecuadas, las personas pueden tomar una decisión informada sobre el aborto con medicamentos que satisfaga sus necesidades y apoye su salud y bienestar.

Pruebas y precauciones previas al aborto

Antes de someterse a un aborto con medicamentos, los proveedores de atención médica pueden recomendar ciertas pruebas y precauciones previas al aborto para garantizar que el procedimiento sea seguro y efectivo. Algunas pruebas y precauciones comunes antes del aborto incluyen:

1. Confirmación del embarazo: Un proveedor de atención médica generalmente confirmará que la persona está embarazada y evaluará la edad gestacional del embarazo

para determinar si el aborto con medicamentos es una opción apropiada.

2. Análisis de sangre: Se pueden realizar análisis de sangre para evaluar la salud general del individuo, incluyendo su tipo de sangre y los niveles de ciertas hormonas y proteínas.

3. Ultrasonido: Se puede realizar un ultrasonido para confirmar la edad gestacional del embarazo y asegurarse de que se encuentra dentro del útero, en lugar de fuera de él (un embarazo ectópico).

4. Revisión de medicamentos: Los proveedores de atención médica revisarán los medicamentos actuales de la persona para asegurarse de que no interactúen con los medicamentos utilizados en el aborto con medicamentos.

5. Precauciones: Se puede aconsejar a las personas que eviten ciertas actividades, como las relaciones sexuales o el ejercicio extenuante, durante el proceso de aborto para reducir el riesgo de complicaciones.

6. Atención de seguimiento: Los proveedores de atención médica generalmente programarán citas de seguimiento para garantizar que el procedimiento sea exitoso y que cualquier complicación potencial se identifique y aborde con prontitud.

Es esencial seguir de cerca la orientación y las instrucciones de un proveedor de atención médica y asistir a cualquier prueba previa al aborto y citas de seguimiento para garantizar que el procedimiento sea seguro y efectivo. Además, las personas deben ser honestas con el proveedor de atención médica sobre cualquier afección médica, medicamento o alergia que pueda afectar la elegibilidad para el aborto con medicamentos o la seguridad del procedimiento.

Preparación personal y emocional

Prepararse para un aborto médico puede ser un proceso personal y emocional, y las personas pueden encontrar útil tomar medidas para prepararse tanto física como emocionalmente. Aquí hay algunos consejos para la preparación personal y emocional:

1. Busque apoyo: Puede ser útil buscar el apoyo de un amigo, familiar o proveedor de atención médica de confianza durante el proceso. Hablar con alguien sobre sus sentimientos y preocupaciones puede ayudar a reducir el estrés y la ansiedad.

2. Comprenda el procedimiento: Educarse sobre el procedimiento, incluido su propósito, los posibles efectos secundarios y complicaciones, y qué esperar durante y

después del procedimiento, puede ayudarlo a sentirse más preparado y en control.

3. Practique el cuidado personal: Las prácticas de cuidado personal, como descansar lo suficiente, comer una dieta saludable y participar en actividades que disfrute, pueden ayudar a reducir el estrés y apoyar su bienestar general.

4. Prepare su hogar: Asegúrese de tener a mano los suministros necesarios, como toallas sanitarias y analgésicos, y de que su hogar sea cómodo y propicio para el descanso y la recuperación.

5. Haga un plan para el cuidado posterior: Es importante tener un plan para después del procedimiento, incluidas las citas de seguimiento necesarias, las estrategias de manejo del dolor y las prácticas de autocuidado.

6. Busque asesoramiento profesional: Algunas personas pueden beneficiarse de buscar asesoramiento profesional o apoyo para ayudarlas a procesar sus sentimientos y emociones en torno al aborto.

Recuerde que la experiencia de cada persona con el aborto con medicamentos es diferente, y no hay una manera correcta o incorrecta de prepararse. Lo más importante es cuidarse y buscar el apoyo y los recursos que necesita para que el proceso sea lo más seguro y cómodo posible.

El proceso del aborto

Pasos involucrados en el proceso de aborto con medicamentos

El proceso de aborto con medicamentos generalmente implica los siguientes pasos:

1. Consulta: El proceso comienza con una consulta con un proveedor de atención médica, quien evaluará la elegibilidad de la persona para el aborto con medicamentos y proporcionará información sobre el procedimiento.
2. Mifepristona: El individuo toma el primer medicamento, mifepristona, generalmente en presencia de un proveedor de atención médica.
3. Misoprostol: 24-48 horas después de tomar mifepristona, el individuo toma el segundo medicamento, misoprostol, generalmente en casa. El misoprostol hace que el útero se contraiga y expulse el contenido, incluido el tejido del embarazo.
4. Período de espera: Después de tomar misoprostol, el individuo puede experimentar calambres, sangrado, y el paso del tejido a medida que avanza el procedimiento. Esto puede durar de varias horas a varios días.

5. Seguimiento: Por lo general, el individuo asistirá a una o más citas de seguimiento para asegurarse de que el procedimiento sea exitoso y que cualquier complicación potencial se identifique y aborde con prontitud.

Es importante seguir de cerca las instrucciones de dosificación y administración proporcionadas por un proveedor de atención médica y asistir a cualquier cita de seguimiento para asegurarse de que el procedimiento sea exitoso y que cualquier complicación potencial se identifique y aborde con prontitud. Además, las personas deben buscar atención médica si surgen síntomas o complicaciones preocupantes durante el proceso.

Qué esperar durante y después de tomar las modificaciones

Esto es lo que puede esperar durante y después de tomar los medicamentos para un aborto médico:

Durante el proceso:

1. Mifepristona: El primer medicamento, la mifepristona, generalmente se toma en presencia de un proveedor de atención médica. Después de tomar mifepristona, el individuo puede experimentar efectos

secundarios leves como náuseas, vómitos, y cólicos abdominales.

2. Misoprostol: 24-48 horas después de tomar mifepristona, el individuo toma el segundo medicamento, misoprostol, generalmente en casa. El misoprostol hace que el útero se contraiga y expulse el contenido, incluido el tejido del embarazo. A las pocas horas de tomar misoprostol, el individuo puede experimentar sangrado abundante, calambres, y el paso del tejido, que puede durar de varias horas a varios días.

Después del proceso:

1. Recuperación: Después de completar el procedimiento, el individuo necesitará tiempo para descansar y recuperarse. Pueden experimentar calambres, sangrado y eliminación de tejido durante varios días después del procedimiento.

2. Seguimiento: Por lo general, el individuo asistirá a una o más citas de seguimiento para asegurarse de que el procedimiento sea exitoso y que cualquier complicación potencial se identifique y aborde con prontitud.

3. Apoyo emocional: Es normal experimentar una variedad de emociones después de un aborto médico, incluyendo alivio, tristeza y

culpa. Es importante buscar apoyo emocional de un amigo, familiar o proveedor de atención médica de confianza para ayudar a procesar estos sentimientos.

Qué hacer en caso de complicaciones

Si bien el aborto con medicamentos es generalmente un procedimiento seguro y efectivo, existe el riesgo de complicaciones, y es esencial buscar atención médica si surgen síntomas o complicaciones preocupantes durante o después del proceso. Aquí hay algunos pasos a seguir en caso de complicaciones:

1. Comuníquese con un proveedor de atención médica: Si experimenta algún síntoma o complicación preocupante durante o después del proceso de aborto con medicamentos, como sangrado abundante, fiebre, dolor intenso o signos de infección, comuníquese con un proveedor de atención médica de inmediato.

2. Siga las instrucciones: Si un proveedor de atención médica recomienda buscar atención médica de emergencia o acudir a una cita de seguimiento, siga sus instrucciones cuidadosamente.

3. Sea honesto: Es importante ser honesto con los proveedores de atención médica sobre

cualquier afección médica, medicamento o alergia que pueda afectar la elegibilidad para el aborto con medicamentos o la seguridad del procedimiento.

4. Manténgase informado: Infórmese sobre posibles complicaciones y señales de advertencia a tener en cuenta, y busque atención médica si experimenta algún síntoma o complicación preocupante.

Recuerde que buscar atención médica de inmediato puede ayudar a garantizar que cualquier complicación potencial se identifique y aborde con prontitud. Con la orientación y el apoyo médico adecuados, las complicaciones del aborto con medicamentos son raras, y el procedimiento es generalmente seguro y eficaz.

Autocuidado y seguimiento

Instrucciones de cuidado personal después del aborto con medicamentos

Después de un aborto médico, es importante practicar el autocuidado para apoyar su recuperación física y emocional. Aquí hay algunas instrucciones de cuidado personal a seguir después de un aborto médico:

1. Descanso: Es importante descansar y permitir que su cuerpo se recupere después de un aborto médico. Evite el ejercicio extenuante y levantar objetos pesados durante varios días.

2. Manejo del dolor: Los analgésicos de venta libre, como el ibuprofeno o el paracetamol, pueden ayudar a controlar los calambres y las molestias. Siga cuidadosamente las instrucciones de dosificación.

3. Hidratación y nutrición: Beba muchos líquidos y coma una dieta sana y equilibrada para apoyar su recuperación.

4. Atención de seguimiento: Asista a cualquier cita de seguimiento recomendada por su proveedor de atención médica para asegurarse de que el procedimiento fue exitoso y que cualquier complicación

potencial se identifique y aborde con prontitud.

5. Apoyo emocional: Es normal experimentar una variedad de emociones después de un aborto médico, incluyendo alivio, tristeza y culpa. Busque apoyo emocional de un amigo, familiar o proveedor de atención médica de confianza para ayudar a procesar estos sentimientos.

6. Actividad sexual: Evite la actividad sexual o el uso de tampones durante al menos una semana después del procedimiento, o según lo recomendado por su proveedor de atención médica.

Atención de seguimiento y citas

La atención de seguimiento y las citas son un aspecto esencial del aborto con medicamentos para garantizar que el procedimiento haya sido exitoso y que cualquier complicación potencial se identifique y aborde con prontitud. Esto es lo que puede esperar durante la atención de seguimiento y las citas:

1. Tiempo: La atención de seguimiento y las citas generalmente se programan 1-2 semanas después del procedimiento.

2. Evaluación del éxito: El proveedor de atención médica evaluará el éxito del

procedimiento mediante la realización de un examen físico y posiblemente una ecografía.

3. Abordar las complicaciones: Si se identifica alguna complicación, como aborto incompleto o infección, el proveedor de atención médica proporcionará tratamiento o remitirá a la persona a un especialista si es necesario.

4. Asesoramiento: Las citas de seguimiento también pueden incluir asesoramiento o apoyo emocional para ayudar a las personas a procesar sus sentimientos y emociones en torno al aborto.

Es importante asistir a todas las citas de seguimiento y tomar cualquier medicamento recetado o seguir cuidadosamente las instrucciones proporcionadas por el proveedor de atención médica. Además, las personas deben buscar atención médica de inmediato si surgen síntomas o complicaciones preocupantes.

Recuerde que la atención de seguimiento y las citas son un aspecto esencial del aborto con medicamentos para garantizar que el procedimiento haya sido exitoso y que cualquier complicación potencial se identifique y aborde con prontitud. Con la orientación y el apoyo médico adecuados, el aborto con medicamentos puede ser una opción segura y eficaz para interrumpir un embarazo.

Recursos de apoyo emocional

Someterse a un aborto médico puede ser una experiencia emocional, y es importante buscar recursos de apoyo emocional para ayudar a procesar sus sentimientos y emociones. Aquí hay algunos recursos de apoyo emocional que pueden ser útiles:

1. Proveedor de atención médica: Su proveedor de atención médica puede ofrecerle asesoramiento y apoyo para ayudarlo a procesar sus sentimientos y emociones en torno al aborto.
2. Grupos de apoyo: Los grupos de apoyo pueden proporcionar un espacio seguro para conectarse con otras personas que han pasado por una experiencia similar y ofrecer apoyo emocional y comprensión.
3. Servicios de asesoramiento: Los servicios de asesoramiento profesional pueden proporcionar apoyo y orientación individualizados para ayudar a procesar los sentimientos y emociones que rodean el aborto.
4. Líneas directas: Las líneas directas, como la línea directa de la Federación Nacional del

Aborto (1-800-772-9100) o la línea de conversación Exhale (1-866-439-4253), brindan apoyo e información confidenciales y sin prejuicios.

5. Recursos en línea: Los recursos en línea, como sitios web y foros, pueden proporcionar información, apoyo y recursos para las personas que han pasado por un aborto médico.

Recuerde que es importante buscar el apoyo y los recursos que funcionen mejor para usted y cuidarse física y emocionalmente durante y después del proceso.

Consideraciones legales y éticas
La legalidad del aborto con medicamentos en varios países

La legalidad del aborto con medicamentos varía ampliamente según el país, y es importante conocer las leyes y regulaciones en su ubicación específica. He aquí una breve descripción de la legalidad del aborto con medicamentos en algunos países:

1. Estados Unidos: En los Estados Unidos, el aborto con medicamentos es legal y está ampliamente disponible, aunque existen algunas restricciones estatales sobre el acceso.
2. Canadá: El aborto con medicamentos es legal y está ampliamente disponible en Canadá, y está cubierto por el sistema nacional de salud.
3. Reino Unido: El aborto con medicamentos es legal y está ampliamente disponible en el Reino Unido, y es proporcionado gratuitamente por el Servicio Nacional de Salud.
4. Australia: El aborto con medicamentos es legal en Australia y está disponible a través de una receta de un proveedor de atención médica.

5. India: El aborto con medicamentos es legal en la India y está disponible a través de una receta de un proveedor de atención médica.
6. México: El aborto con medicamentos es legal en México, aunque el acceso puede ser limitado en algunas áreas debido a los valores culturales y religiosos conservadores.
7. Brasil: El aborto con medicamentos es ilegal en Brasil, excepto en casos de violación, embarazo potencialmente mortal o anencefalia.

Además, es importante tener en cuenta que el acceso al aborto con medicamentos puede verse limitado por varios factores, incluidas las actitudes culturales y religiosas, la falta de proveedores de atención médica y las leyes y regulaciones restrictivas. En algunos países, las personas pueden recurrir a métodos inseguros de aborto debido al acceso limitado a procedimientos seguros y legales.

Es esencial abogar por la disponibilidad y accesibilidad de opciones de aborto médico seguro y legal, y apoyar a las organizaciones e iniciativas que trabajan hacia este objetivo. También es importante buscar proveedores de atención médica confiables y de buena reputación y tomar medidas para garantizar su seguridad y bienestar durante el proceso de aborto con medicamentos.

Recuerde que la legalidad del aborto con medicamentos varía ampliamente según el país, y es importante estar informado y al tanto de las leyes y regulaciones en su ubicación específica.

Ética en torno al aborto con medicamentos

La ética que rodea el aborto con medicamentos es compleja y a menudo polémica. Algunos argumentos éticos en apoyo del aborto con medicamentos incluyen:

1. Autonomía reproductiva: El derecho a elegir lo que sucede con el propio cuerpo y sistema reproductivo es un derecho humano fundamental.
2. Salud y seguridad: El aborto con medicamentos proporciona una opción segura y efectiva para las personas que buscan interrumpir un embarazo, y a menudo es preferible a los métodos inseguros o ilegales.
3. Planificación familiar: El acceso al aborto seguro y legal es un aspecto esencial de la planificación familiar, que permite a las personas tomar decisiones informadas sobre cuándo y si tener hijos.
4. Calidad de vida: Para las personas que enfrentan un embarazo difícil o no deseado,

el aborto con medicamentos puede mejorar su calidad de vida y bienestar.

Algunos argumentos éticos en contra del aborto con medicamentos incluyen:

1. Santidad de la vida: Algunas personas creen que la vida humana comienza en la concepción, y que el aborto con medicamentos es moralmente equivalente a tomar una vida humana.
2. Creencias religiosas: Muchas religiones tienen creencias y enseñanzas con respecto a la moralidad del aborto, que pueden influir en las opiniones éticas de los individuos sobre el tema.
3. Implicaciones sociales: Algunas personas argumentan que el acceso generalizado al aborto con medicamentos podría tener implicaciones sociales negativas, como promover la promiscuidad o la falta de responsabilidad.

En última instancia, la ética que rodea el aborto con medicamentos es profundamente personal y puede estar influenciada por una amplia gama de factores, incluidas las creencias personales, los valores culturales y religiosos y las normas sociales. Es importante abordar el tema con empatía y comprensión, y respetar el derecho de las personas a tomar decisiones informadas sobre sus propios cuerpos y salud reproductiva.

Acceso a servicios de aborto con medicamentos

El acceso a los servicios de aborto con medicamentos varía ampliamente según la ubicación y puede verse afectado por una variedad de factores, incluidas las restricciones legales, las actitudes sociales y culturales y la disponibilidad de proveedores de atención médica. Estos son algunos factores que pueden afectar el acceso a los servicios de aborto con medicamentos:

1. Restricciones legales: En algunos países, el aborto con medicamentos puede ser ilegal o muy restringido, lo que dificulta o imposibilita el acceso a procedimientos seguros y legales.

2. Disponibilidad del proveedor de atención médica: El aborto con medicamentos requiere conocimientos especializados y capacitación, y el acceso a los proveedores de atención médica capacitados para proporcionar el procedimiento puede ser limitado.

3. Ubicación geográfica: Las personas que viven en áreas rurales o remotas pueden tener acceso limitado a proveedores de atención médica y pueden necesitar viajar

largas distancias para acceder a los servicios de aborto con medicamentos.

4. Actitudes sociales y culturales: Las actitudes negativas hacia el aborto pueden crear un estigma en torno a la búsqueda del procedimiento y pueden disuadir a las personas de buscar servicios de aborto con medicamentos.

5. Barreras económicas: En algunos países, el aborto con medicamentos puede ser costoso o no estar cubierto por el seguro o los sistemas nacionales de salud, creando barreras de acceso para las personas con recursos financieros limitados.

Los esfuerzos para mejorar el acceso a los servicios de aborto con medicamentos incluyen iniciativas como aumentar la disponibilidad de proveedores de atención médica capacitados, ampliar el acceso a medicamentos asequibles y abordar las barreras legales y culturales para el acceso. Es importante abogar por políticas e iniciativas que apoyen los servicios de aborto médico seguros y accesibles, y apoyar a las organizaciones que trabajan para lograr este objetivo.

Preguntas frecuentes

Preguntas frecuentes

Estas son algunas de las preguntas más frecuentes sobre el aborto con medicamentos:

1. **¿Qué tan efectivo es el aborto con medicamentos?** El aborto con medicamentos es generalmente muy efectivo, con tasas de éxito de hasta el 98% en el primer trimestre.

2. **¿Cuál es la diferencia entre aborto médico y quirúrgico?** El aborto médico implica tomar medicamentos para inducir un aborto espontáneo, mientras que el aborto quirúrgico implica un procedimiento para extirpar el contenido del útero.

3. **¿Es doloroso el aborto con medicamentos?** El aborto con medicamentos puede causar calambres y molestias, pero el dolor se puede controlar con analgésicos de venta libre.

4. **¿Cuánto tiempo dura el aborto con medicamentos?** El proceso de aborto con medicamentos generalmente toma varios días, con el primer medicamento (mifepristona) tomado en presencia de un proveedor de atención médica y el segundo

medicamento (misoprostol) tomado en casa 24-48 horas después.

5. **¿Se puede revertir el aborto con medicamentos?** No hay evidencia científica que respalde la afirmación de que el aborto con medicamentos puede revertirse.

6. **¿Es seguro el aborto con medicamentos?** El aborto con medicamentos generalmente es seguro, aunque existe el riesgo de complicaciones, como sangrado abundante, infección y aborto incompleto. Es importante buscar atención médica de inmediato si surgen síntomas o complicaciones preocupantes.

7. **¿Qué tan pronto puedo tener relaciones sexuales después de un aborto con medicamentos?** Se recomienda evitar la actividad sexual o el uso de tampones durante al menos una semana después del procedimiento, o según lo recomendado por su proveedor de atención médica.

8. **¿Puede el aborto con medicamentos afectar la fertilidad futura?** El aborto con medicamentos no suele tener ningún impacto a largo plazo en la fertilidad futura.

9. **¿El aborto con medicamentos está cubierto por el seguro?** La disponibilidad y cobertura del aborto con medicamentos varía según la ubicación y el plan de seguro. Es importante

consultar con su proveedor de seguros para comprender qué servicios están cubiertos.

10. **¿Puedo tomar misoprostol solo?** El misoprostol no debe tomarse solo con el propósito de realizar un aborto con medicamentos, ya que es menos efectivo y puede aumentar el riesgo de complicaciones.

11. **¿Qué tan pronto puedo regresar al trabajo o a la escuela después de un aborto con medicamentos?** Se recomienda descansar y evitar la actividad extenuante durante varios días después del procedimiento, pero la mayoría de las personas pueden regresar al trabajo o a la escuela en unos pocos días.

12. **¿Puedo viajar después de un aborto médico?** Viajar generalmente es seguro después del aborto con medicamentos, pero es importante buscar atención médica de inmediato si surgen síntomas o complicaciones preocupantes durante o después del proceso.

Recursos para acceder al aborto con medicamentos

Opciones para obtener medicamentos para el aborto con medicamentos

Hay varias opciones para obtener medicamentos para el aborto con medicamentos, incluyendo:

1. Proveedor de atención médica: Los medicamentos para el aborto con medicamentos se pueden obtener con una receta de un proveedor de atención médica, como un médico, una enfermera practicante o una partera.

2. Farmacias en línea: Algunas farmacias en línea ofrecen medicamentos para el aborto con medicamentos para comprar, aunque es importante asegurarse de que la farmacia sea confiable y de buena reputación antes de realizar una compra.

3. Telemedicina: Algunos proveedores de atención médica ofrecen servicios de telemedicina, lo que permite a las personas obtener una receta para medicamentos para el aborto con medicamentos de forma remota.

4. Organizaciones de defensa: Algunas organizaciones de defensa ofrecen recursos

y apoyo para las personas que buscan el aborto con medicamentos, incluida información sobre dónde obtener medicamentos.

Es importante buscar fuentes confiables y confiables al obtener medicamentos para el aborto con medicamentos, ya que existen riesgos asociados con la compra de medicamentos de fuentes no reguladas. Además, es importante asegurarse de que el medicamento sea seguro y eficaz y seguir cuidadosamente todas las instrucciones de dosificación y administración. Buscar orientación de un proveedor de atención médica puede ayudar a garantizar que el aborto con medicamentos se obtenga de manera segura y efectiva.

Información sobre clínicas y proveedores que ofrecen servicios de aborto con medicamentos

Las clínicas y proveedores que ofrecen servicios de aborto con medicamentos pueden variar ampliamente según la ubicación. Aquí hay algunos recursos para encontrar clínicas y proveedores que ofrecen servicios de aborto con medicamentos:

1. Planned Parenthood: Planned Parenthood ofrece una gama de servicios de salud reproductiva, incluido el aborto con

medicamentos, en lugares de los Estados Unidos y otros países.

2. Federación Internacional de Planificación de la Familia: La Federación Internacional de Planificación de la Familia ofrece una gama de servicios de salud reproductiva, incluido el aborto con medicamentos, en lugares de todo el mundo.

3. Red de Atención del Aborto: La Red de Atención del Aborto es una red de proveedores de aborto independientes en los Estados Unidos y Canadá, que ofrece una gama de servicios de aborto, incluido el aborto con medicamentos.

4. Women on Web: Women on Web es un servicio de aborto médico en línea que brinda acceso a medicamentos para el aborto con medicamentos a personas en países donde está restringido o es inaccesible.

5. Directorios de proveedores de atención médica: Muchos directorios de proveedores de atención médica, como Zocdoc o Healthgrades, permiten a las personas buscar proveedores de atención médica que ofrezcan servicios de aborto con medicamentos en su área.

Es importante investigar y buscar proveedores de atención médica y clínicas confiables y de buena reputación cuando busque servicios de aborto con medicamentos.

Recursos en línea y opciones de telemedicina

Hay varios recursos en línea y opciones de telemedicina disponibles para las personas que buscan información y apoyo para el aborto con medicamentos. Estos son algunos ejemplos:

1. Women on Web: Women on Web es un servicio de aborto médico en línea que brinda acceso a medicamentos para el aborto con medicamentos a personas en países donde está restringido o es inaccesible.
2. Aid Access: Aid Access es un servicio de aborto médico en línea que brinda acceso a medicamentos para el aborto con medicamentos a personas en países donde está restringido o es inaccesible.
3. Planned Parenthood Direct: Planned Parenthood Direct es un servicio de telemedicina ofrecido por Planned Parenthood que permite a las personas consultar con un proveedor de atención médica y obtener una receta para medicamentos para el aborto con medicamentos de forma remota.

4. TelAbortion: TelAbortion es un servicio de telemedicina que brinda servicios de aborto médico a personas en estados donde es legal, pero donde el acceso puede estar limitado debido a la ubicación geográfica u otros factores.
5. Exhale Provoice: Exhale Provoice es un servicio de telemedicina gratuito y confidencial que brinda apoyo emocional e información a personas que han tenido un aborto o están considerando abortar.

Además, es importante acercarse a los servicios de telemedicina y los recursos en línea con precaución y asegurarse de que el servicio o recurso sea confiable y de buena reputación. Algunos factores importantes a considerar al evaluar la telemedicina y los recursos en línea incluyen:

1. Credenciales: Asegúrese de que los proveedores de atención médica y las organizaciones que ofrecen servicios de telemedicina y en línea sean confiables y de buena reputación, y que tengan las credenciales y calificaciones necesarias para brindar asesoramiento y atención médica.
2. Seguridad y eficacia: Asegúrese de que los medicamentos para el aborto con medicamentos obtenidos a través de recursos en línea o servicios de telemedicina

sean seguros y efectivos, y que se hayan obtenido a través de canales legales y de buena reputación.

3. Privacidad y confidencialidad: Asegúrese de que los recursos en línea y los servicios de telemedicina sean seguros y mantenga estrictas medidas de privacidad y confidencialidad para proteger su información personal.

4. Costo y seguro: Asegúrese de que el costo de los medicamentos para el aborto con medicamentos y los servicios de telemedicina sea asequible y accesible, y que comprenda cualquier cobertura de seguro u opciones de pago disponibles.

Recuerde que buscar servicios de aborto con medicamentos es una decisión importante que debe tomarse con una cuidadosa consideración y apoyo de un proveedor de atención médica confiable u organización de buena reputación. Si tiene alguna pregunta o inquietud sobre la telemedicina o los recursos en línea para el aborto con medicamentos, busque orientación y apoyo de fuentes acreditadas.

Historias personales y testimonios
Experiencias personales de personas que se han sometido a un aborto médico

Las experiencias personales de las personas que se han sometido a un aborto con medicamentos pueden variar ampliamente y pueden estar influenciadas por una variedad de factores, incluida la salud física y emocional del individuo, sus creencias y valores personales y su contexto social y cultural. Algunas personas informan sentirse aliviadas y empoderadas por su decisión de someterse a un aborto con medicamentos, mientras que otras pueden experimentar sentimientos de tristeza, culpa o dolor. Estos son algunos ejemplos de experiencias personales de personas que se han sometido a un aborto con medicamentos:

1. "Al principio tenía miedo, pero el personal médico me apoyó y me tranquilizó. El proceso fue incómodo y doloroso, pero sabía que era la decisión correcta para mí. Después, me sentí aliviado y agradecido por el apoyo de mis proveedores de atención médica y seres queridos".

2. "Luché con la decisión de tener un aborto médico, pero finalmente decidí que era la mejor opción para mí y mi familia. El proceso físico fue difícil y doloroso, pero el costo

emocional fue aún más difícil. Experimenté una variedad de emociones, incluida la culpa y el dolor, pero finalmente supe que era la decisión correcta para mí".

3. "Me sorprendió descubrir que estaba embarazada y supe que no estaba lista para ser madre. El proceso de aborto con medicamentos fue difícil, pero estaba agradecida por el apoyo de mi proveedor de atención médica y mi pareja. Después, sentí una sensación de alivio y gratitud por la oportunidad de tomar mi propia decisión sobre mi cuerpo y mi futuro".

4. "Siempre había sido pro-elección, pero nunca imaginé que tendría que tomar esa decisión yo mismo. El proceso de aborto con medicamentos fue abrumador y aterrador, pero sabía que era la mejor decisión para mí y mi familia. Me sentí agradecido por el apoyo de mi proveedor de atención médica y la comunidad de personas que han pasado por experiencias similares".

5. "Vivo en un país donde el aborto con medicamentos es ilegal, así que tuve que recurrir a recursos en línea para obtener apoyo. Fue una decisión difícil, pero sabía que era la correcta para mí. El proceso fue incómodo y doloroso, pero el apoyo de la

comunidad en línea me ayudó a sentirme menos sola".

6. "Estaba aterrorizada de contarle a mi pareja y a mi familia sobre mi decisión de tener un aborto médico, pero finalmente me sentí apoyada y empoderada por su amor y comprensión. El proceso fue difícil, pero finalmente me permitió tomar la decisión correcta para mí".

Compartir historias para reducir el estigma y aumentar la conciencia

Compartir historias personales de aborto con medicamentos puede ser una herramienta poderosa para reducir el estigma, aumentar la conciencia y promover la empatía y la comprensión. Al compartir historias de sus propias experiencias, las personas que se han sometido a un aborto con medicamentos pueden ayudar a crear un sentido de comunidad y apoyo para otras personas que pueden estar pasando por experiencias similares. Estas son algunas de las razones por las que compartir historias puede ser importante:

1. Reducir el estigma: Compartir historias personales puede ayudar a romper el estigma y los conceptos erróneos que rodean el aborto con medicamentos. Al

compartir sus experiencias, las personas que se han sometido a un aborto con medicamentos pueden ayudar a crear una cultura más abierta y de aceptación que apoye la autonomía reproductiva y la elección.

2. Aumentar la conciencia: Compartir historias personales también puede ayudar a crear conciencia sobre las realidades del aborto con medicamentos y las barreras que pueden impedir que las personas accedan a servicios seguros y legales. Al crear conciencia sobre estos temas, las personas pueden ayudar a promover cambios en las políticas e iniciativas que apoyen el acceso seguro y legal al aborto con medicamentos.

3. Construir comunidad: Compartir historias personales puede ayudar a crear un sentido de comunidad y apoyo para las personas que se han sometido a un aborto con medicamentos, y para aquellos que pueden estar considerándolo. Al compartir sus experiencias, las personas pueden ayudar a crear un espacio para conversaciones abiertas y honestas sobre la salud reproductiva y la autonomía.

4. Promover la empatía y la comprensión: Compartir historias personales puede ayudar a promover la empatía y la

comprensión entre las personas que pueden tener diferentes creencias o perspectivas. Al compartir sus experiencias, las personas pueden ayudar a crear una cultura más compasiva y empática que valore la dignidad y la autonomía de todas las personas.

Made in United States
Troutdale, OR
12/07/2024

26080441R00037